Peter Carl Simons

Psyllium –
Le régime bio au succès garanti

De nombreux régimes n'apportent qu'un succès à court-terme. – Le produit bio « psyllium » vous permettra de perdre du poids et de vivre en bonne santé pendant longtemps !

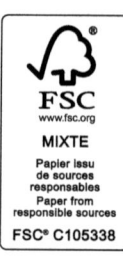

© 2015, Peter Carl Simons

Traduit de l'anglais (américain) par Eric Baron

Edition : BoD - Books on Demand

12/14 rond-point des Champs Elysées

75008 Paris

Imprimé par BoD – Books on Demand, Norderstedt

ISBN : 978-2-3220-4365-1

Dépôt légal : 11/2015

Introduction

En achetant ce livre, vous accepter entièrement cette clause de non-responsabilité.

Aucun conseil

Le livre contient des informations. Les informations ne sont pas des conseils et ne devraient pas être traités comme tels.

Si vous pensez que vous souffrez de n'importe quel problème médicaux vous devriez demander un avis médical. Vous ne devriez jamais tarder à demander un avis médical, ne pas tenir compte d'avis médicaux, ou arrêter un traitement médical à cause des informations de ce livre.

Pas de représentations ou de garanties

Dans la mesure maximale permise par la loi applicable et sous réserve de l'article ci-dessous, nous avons enlevé toutes représentations, entreprises et garanties en relation avec ce livre.

Sans préjudice de la généralité du paragraphe précédent, nous ne nous engageons pas et nous ne garantissons pas :

• Que l'information du livre est correcte, précise, complète ou non-trompeuse ;

• Que l'utilisation des conseils du livre mènera à un résultat quelconque.

Limitations et exclusions de responsabilité

Les limitations et exclusions de responsabilité exposés dans cette section et autre part dans cette clause de non-responsabilité : sont soumis à l'article 6 ci-dessous ; et de gouverner tous les passifs découlant de cette clause ou en relation avec le livre, notamment des responsabilités découlant du contrat, en responsabilités civiles (y compris la négligence) et en cas de violation d'une obligation légale.

Nous ne serons pas responsables envers vous de toute perte découlant d'un événement ou d'événements hors de notre contrôle raisonnable.

Nous ne serons pas responsable envers vous de toutes pertes d'argent, y compris, sans limitation de perte ou de dommages de profits, de revenus, d'utilisation, de production, d'économies prévues, d'affaires, de contrats, d'opportunités commerciales ou de bonne volonté.

Nous ne serons responsables d'aucune perte ou de corruption de données, de base de données ou de logiciel.

Nous ne serons responsables d'aucune perte spéciale, indirecte ou conséquente ou de dommages.

Exceptions

Rien dans cette clause de non-responsabilité doit : limiter ou exclure notre responsabilité pour la mort ou des blessures résultant de la négligence ; limiter ou exclure notre responsabilité pour fraude ou représentations frauduleuses ; limiter l'un de nos passifs d'une façon qui ne soit pas autorisée par la loi applicable ; ou d'exclure l'un de nos passifs, qui ne peuvent être exclus en vertu du droit applicable.

Dissociabilité

Si une section de cette cause de non-responsabilité est déclarée comme étant illégal ou inacceptable par un tribunal ou autre autorité compétente, les autres sections de cette clause demeureront en vigueur.

Si tout contenu illégal et / ou inapplicable serait licite ou exécutoire si une partie d'entre elles seraient supprimées, cette partie sera réputée à être supprimée et le reste de la section restera en vigueur.

- Introduction 9
- Le psyllium des Indes 13
- Effets 19
  - Syndrome métabolique 19
  - Un taux de glucose sanguin accru 24
  - Des graisses dans le sang accrues 26
  - Hypertension 27
  - Surpoids 27
    - Augmentation de la sensation de satiété 28
    - Affamement 30
  - Nettoyage intestinal 32
- Les graines ou les enveloppes? 36
- Quelles alternatives au psyllium ? 39
- Le régime à base de graines de psyllium 40
  - Les enveloppes de graines de psyllium (graines de psyllium) 43
  - L'ajustement de l'alimentation 44
    - Attention au glutamate 47
  - Apport en substances vitales 47
    - Affamement 48

Apport général en substances vitales 53

L'exercice 54

Le régime à base de graines de psyllium et les autres régimes..56

Au quotidien..57

Introduction

De nos jours, plus de 50% de la population est en surpoids dans la plupart des Etats occidentaux. Pour une grande partie, leur poids est tellement élevé que les problèmes de santé arriveront tôt ou tard, et l'espérance de vie sera réduite.

Lorsque des centaines de gens souffrent de la même pathologie, ça n'a rien d'étonnant que beaucoup d'entreprises en fassent un marché. En plus des fameuses poudres pour régime, il y a pléthore d'offres de guérison magique, de différents traitements, de coaching personnel, d'apposition des mains et de magie. La plupart ont un point commun : leur prix correspond davantage au niveau de désespoir des gens qui sont touchés qu'à leur véritable valeur.

De plus, il faut remarquer que de nombreux remèdes, méthodes et traitements ne montrent qu'un succès limité. Certains n'ont aucun effet, d'autres ne montrent un effet que lorsqu'ils sont pris tous les jours. Peu après la fin du régime ou du traitement, tout redevient comme avant – et souvent pire encore. Dans certains cas, ces remèdes coûteux sont en tout ou partie dangereux, ou du moins pas anodins.

Comme dans mes livres précédents, je voudrais vous présenter une plante spéciale dont je suis carrément tombé amoureux. Le livre traite du psyllium, ou plus précisément de l'enveloppe de la graine de psyllium. La plante, dont le nom scientifique est plantago ovata, vient d'Inde, et appartient à la famille des plantains.

Après avoir passé un peu de temps à faire mes recherches et mes tests, je peux à présent affirmer que la plante, proposée en Allemagne en qualité bio pour environ 10 euros/le kilo (évidemment, de plus grosses quantités sont bien moins chères), comme composant principal de ce régime, est bien plus efficace que la plupart des produits coûteux du secteur du régime.

En collaboration avec des experts et des patients, j'ai conçu une approche diététique centrée sur le psyllium que je voudrais vous présenter.

Encore un régime ? N'y en a-t-il pas assez ? – le nombre de régimes présents sur le marché est certainement élevé, et il y a des sections entières dans les magazines qui sont dédiées à la présentation des derniers régimes. Mais si vous regardez les gens dans la rue, vous ne pouvez que conclure que « le régime parfait » n'a pas encore été trouvé ?!

Le régime qui va vous être décrit – basé sur les enveloppes de graines de psyllium – est différent. Ce n'est pas un remède magique embelli par quelques termes pseudo-scientifiques, mais une approche très simple et douce que n'importe quel lecteur peut comprendre, et peut décider d'essayer ou pas. Par expérience, je sais qu'elle a un effet durable.

Je vous souhaite beaucoup de succès !

Amicalement, Peter Carl Simons

Le psyllium des Indes

Le psyllium des Indes (plantago ovata) appartient au genre des plantains, et est principalement cultivé en Inde et au Pakistan. C'est une plante herbacée, annuelle, qui ne lignifie pas. Elle est utilisée comme plante médicinale. En plus du psyllium des Indes, il y a une plante très proche appelée herbe aux puces (plantago afra). Elle pousse en Europe du sud et en Asie, et présente quasi les mêmes effets. Cependant, le psyllium généralement vendu provient de la première plante.

Dans le cadre d'un régime, mais aussi d'un nettoyage intestinal, c'est principalement les enveloppes de graines de psyllium qui sont importantes. Elles contiennent des fibres qui sont hautement mucigènes, ce qui explique pourquoi elles ont un effet positif sur l'estomac et l'intestin.

Voici ce qu'écrit Wikipedia.de à propos des enveloppes de graines de psyllium :

> *Les enveloppes de graines de psyllium sont des couches de graines appartenant à la plante plantago ovata. Elles sont vendues sous le nom de psyllium des Indes, comme nourriture et médicament. Elles sont principalement cultivées en Inde et au Pakistan.*
>
> *Les enveloppes de graines de psyllium sont parfois désignées comme des agents de phyto-stabilisation ou des émollients fécaux, et sont en conséquence utilisées comme des régulateurs du milieu intestinal*

(Darmregulans), car elles peuvent aider à soigner la constipation comme la diarrhée. Les fibres végétales contenues dans les enveloppes de graines de psyllium sont capables de fixer plus de 50 fois leur quantité en eau (index de gonflement>40), ce qui augmente le volume des selles à l'intérieur de l'intestin. Comme la pression augmente, le péristaltisme est stimulé, ce qui engendre le réflex gastro-colique. De plus, la mobilité intestinale est régulée et la durée du transit (la période de rétention) de l'eau absorbée est prolongée, ce qui explique qu'elles sont également efficaces pour traiter la diarrhée.

En mai 2013, l'Agence Européenne des Médicaments à Londres a certifié la sécurité et l'efficacité de l'utilisation d'enveloppes de graines de psyllium en cas de constipation chronique, et comme émollient fécal, sous la forme d'un « Community Herbal Monograph » [NDLT : un Monographe Végétal de la Communauté]. Une méta-analyse des recherches cliniques entre 1966 et 2003, qui était consacrée aux traitements traditionnels de la constipation chronique, a conclu que les enveloppes de graines de psyllium étaient modérément efficaces (preuves modérées).

On pense également que le psyllium encourage la croissance de bactéries favorables à l'intestin. Les bactéries du côlon transforment les fibres diététiques en acides gras à chaîne courte. Ceux-ci sont ensuite capables d'endiguer la biosynthèse du cholestérol, ce qui fait baisser le taux de cholestérol sanguin. On pense aussi que la fibre soluble du psyllium fixe l'acide biliaire des excréments, ce qui engendre une meilleure excrétion du cholestérol. Les enveloppes de graines de psyllium font probablement régresser plus rapidement les processus d'inflammation dans l'appareil digestif. Grâce à leur effet de gonflement dans l'estomac, les enveloppes de graines de psyllium sont également utilisées pour aider à la porte de poids, et pour traiter l'adiposité. Ces effets n'ont pas encore été convenablement prouvés, c'est pourquoi les enveloppes font en grande majorité partie des traitements médicaux alternatifs.

Important: Il est important de boire beaucoup d'eau en consommant les graines. Sinon, une mauvaise utilisation peut, dans les cas extrêmes, engendrer une obstruction intestinale.

Effets

Si vous voyez le psyllium simplement comme une sorte de « lubrifiant », vous ne rendez pas justice à cette plante intéressante. Diverses études scientifiques ont établi que la plante avait bien d'autres effets positifs sur la santé humaine.

Syndrome métabolique

Voici ce qu'écrit Wikipedia.de à propos du syndrome métabolique :

> Le syndrome métabolique, parfois appelé quatuor mortel, syndrome de Reaven ou Syndrome X est, après le

tabac, considéré comme le facteur de risque déterminant pour les pathologies des vaisseaux artériels, en particulier pour les coronaropathies. Il est défini par les quatre facteurs suivants :

- Obésité abdominale,
- Hypertension,
- Dyslipidémie caractérisée par une hypertriglycéridémie et peu de lipoprotéines de haute densité
- Une forte concentration sanguine de glucose, ou une insulino-résistance, qui est la cause principale du

diabète sucré de type 2 manifesté (diabète manifesté à l'âge adulte).

La pathologie apparaît à cause d'un mode de vie caractérisé par une suralimentation continue et un manque d'exercice. Elle affecte les populations vivant dans des pays industrialisés. La définition du syndrome métabolique a été changée à plusieurs reprises ces dernières années. Il n'existe pas encore de définition communément acceptée. La classification est majoritairement fondée sur l'insulino-résistance (syndrome de résistance à l'insuline, classification OMS 1999) ou bien sur des paramètres cliniques (NCEP-ATP-III). Il n'existe pas de code CIM-10 valide. En Allemagne, l'acquisition « pathologie métabolique, non spécifiée » est autorisée par le code E.88. Mais d'après les consignes de codage allemandes (DKR) D004d, il n'y a pas de code spécifique au sein du catalogue ICE-10, par conséquent les manifestations individuelles au sein du système G-DRG doivent être cryptées.

Le traitement vise surtout à corriger le surpoids. A part cela, un traitement médicamenteux de l'hypertension, des taux de glucose sanguin élevés et de la dyslipidémie est nécessaire.

En novembre 2012 déjà, la revue Obesity Reviews publiait une étude australienne qui montrait que le psyllium avait un impact positif sur le syndrome métabolique. Diverses utilisations potentielles ont été démontrées. Comme les nombreuses personnes qui souffrent de cette pathologie doivent prendre une variété de médicaments qui peuvent avoir des effets secondaires négatifs, il est logique d'examiner l'impact positif du psyllium au sein d'un traitement.

Un taux de glucose sanguin accru

Voici ce qu'écrit Wikipedia.de sur le sujet:

L'hypoglycémie peut réduire les fonctions du cerveau et entraîner des attaques, un taux plus élevé d'adrénaline et des mains qui tremblent, ainsi que des crises de transpiration. Dans ses formes extrêmes, l'hypoglycémie entraîne un état de choc. L'hypoglycémie est typiquement trouvée avec un insulinome rare, et dans certains cas c'est un symptôme précoce de diabète de type 2, et plus rarement après un repas avec des glucides absorbés rapidement, sans qu'une maladie ait été diagnostiquée au préalable. Pendant le traitement du diabète sucré, c'est une complication fréquente pour certains traitements médicamenteux.

Le psyllium fait que le sucre est absorbé plus lentement par l'intestin, et donc empêche que le sucre entre dans le sang trop rapidement.

Par conséquent, le taux de glucose sanguin diminue, et la réponse insulinique est améliorée. Le pancréas est soulagé, et doit libérer moins d'insuline pour maintenir le taux de glucose sanguin à un niveau normal.

L'effet du psyllium peut mener à une diminution de la demande d'insuline chez les patients souffrant de diabète. La consultation de votre médecin traitant est conseillée dans tous les cas.

Des graisses dans le sang accrues

Le cholestérol et les triglycérides sont tous deux vitaux pour notre corps. Alors que le cholestérol est essentiel pour la construction de cellules, les triglycérides sont des sources indispensables d'énergie pour notre corps. Cependant, s'ils se trouvent en trop grande quantité, des résidus peuvent se déposer sur les parois vasculaires, ce qui peut entraîner des maladies cardio-vasculaires.

Le psyllium aide à diminuer le taux de lipide sanguin en fixant le cholestérol et les triglycérides au mucus intestinal. Ils sont ensuite évacués avec les excréments. Cela entraîne également un apport réduit en calories.

Hypertension

Un métabolisme perturbé s'accompagne souvent d'hypertension. Les études ont montré que le psyllium diminue non seulement le taux sanguin de lipides, mais aussi qu'il corrige la pression artérielle.

Surpoids

Il y a de nombreuses raisons pour lesquelles le psyllium a un effet très positif sur le surpoids. Trois sont particulièrement significatives :

- Il augmente la sensation de satiété

- Il augmente l'excrétion des graisses et des glucides
- Il réduit les envies de nourriture

Augmentation de la sensation de satiété

Le psyllium a une forte capacité de gonflement. On parle de valeur de gonflement comprise entre 11 et 15, les enveloppes de graines de psyllium ont même une valeur de gonflement de plus de 40, ce qui veut dire qu'un gramme de psyllium peut fixer jusqu'à 15g de liquide, et un gramme d'enveloppes de graines de psyllium peut même fixer jusqu'à 40g de liquide. Par conséquent, (si le psyllium est ingéré avec assez de liquide), une sensation de satiété est rapidement déclenchée, ce qui fait que moins d'aliments très caloriques sont ingérés. De plus, le psyllium et les enveloppes de graines de psyllium sont digérés très lentement, ce qui donne l'impression d'être repu pendant longtemps. Il est conseillé de dissoudre une cuillère à soupe de psyllium dans une grande quantité d'eau, et de boire le mélange une demi-heure avant le repas.

Digestion des graisses et des glucides

Comme démontré dans un chapitre précédent, le mucus, qui est formé en mélangeant le psyllium à l'eau, fixe les graisses et les glucides qui ne sont plus disponibles pour le métabolisme, et les excrète. Moins de calories sont absorbées.

Affamement

De nombreux régimes sont sapés par la sensation d'être affamé. Les envies de nourriture ont deux facteurs. Le premier, c'est les symptômes de déficits. Le corps s'aperçoit qu'il manque d'une certaine vitamine, d'un oligo-élément ou d'un minéral et les « réclame ». Le corps fait cela jusqu'à ce qu'un taux approprié soit atteint. Comme la plupart des gens ne connaissent pas assez leur corps pour réaliser ce dont il a besoin, ils tendent à se gaver d'aliments au hasard. Rien ne semble pouvoir arrêter ces envies, mais en fait un bon apport en tous oligo-éléments, vitamines et minéraux peut souvent fonctionner à merveille.

Un autre facteur d'affamement est un taux de glucose sanguin qui diminue rapidement. Une consommation régulière de psyllium avec assez d'eau a un bon effet sur le taux de glucose sanguin, et réduit même le problème à long-terme.

Nettoyage intestinal

Des intestins en bonne santé sont un prérequis pour une bonne santé, ou en d'autres termes : la plupart des maladies peuvent être liées aux intestins. La pudeur fait que la plupart des gens ne considèrent guère leurs entrailles. L'appareil digestif de l'homme est sale, émet parfois des pets, et n'est vraiment pas un bon sujet de conversation en soirée.

Mais quiconque cherche quels sujets de santé ont été associés aux intestins par les chercheurs, commencera à écouter avec attention, et en conclura qu'il est logique de s'intéresser de plus près à l'importance des intestins et du nettoyage intestinal. Franck Schmidt écrit avec pertinence dans son livre «The Hcg Gut Cleansing: Your basis for double success in your metabolism cure » [NDLT « Le nettoyage intestinal Hcg : Votre base de double succès dans votre cure de métabolisme »] :

Le cerveau intestinal, appelé par les scientifiques « système nerveux entérique », s'étend dans toute la cavité abdominale. Il comprend environ cent millions de cellules nerveuses, c'est-à-dire cinq fois plus que la moelle épinière. Ce système nerveux autonome fait office de fine couche située entre les muscles de l'appareil digestif. Le cerveau intestinal contrôle la digestion et peut opérer de façon autonome. Cependant, il interagit avec tout l'organisme. En d'autres termes : ce qui se passe dans nos intestins a une influence beaucoup plus grande sur notre corps et notre bien-être que nous pouvions le penser.

Les scientifiques considèrent aujourd'hui que les problèmes suivants sont liés à des désordres intestinaux :

- La constipation, la diarrhée, la flatulence
- Diverses allergies et intolérances, les maladies auto-immunes
- Le manque d'énergie
- Les rhumatismes et les douleurs articulaires
- Les infections fongiques
- Les taux de cholestérol, les problèmes cardiovasculaires
- Les défenses réduites contre le rhume, l'angine, la bronchite, etc.
- Les dépressions, les sautes d'humeur
- Les symptômes de la ménopause
- Les problèmes de peau et de tissu conjonctif, les cernes, le teint blême, les problèmes de cheveux
- Différentes maladies dentaires

Dans le cadre d'un nettoyage intestinal, les enveloppes de graines de psyllium et la poudre d'enveloppe de graines de psyllium favorisent toutes les deux les processus de décrochage des dépôts, et d'excrétion des substances toxiques et des déchets métaboliques. Ainsi, elles empêchent l'auto-intoxication via les substances intestinales qui se putréfient.

Les graines ou les enveloppes?

Dans le commerce, le psyllium et les enveloppes de graines de psyllium sont tous les deux proposés. Lequel est le meilleur ?

De manière générale, les deux formes sont valides. En faveur des enveloppes de graines de psyllium, le fait qu'elles ont un index de gonflement bien supérieur, ce qui fait qu'elles mènent à la sensation de satiété bien plus rapidement. De plus, elles sont plus efficaces (grâce à un ratio supérieur de développement de mucus par rapport au poids), en particulier dans le cadre d'un régime. De l'autre côté, beaucoup de gens disent préférer le psyllium entier, en particulier pour un nettoyage intestinal.

En fait, les deux formes de consommation sont interchangeables, mais pour atteindre le même effet qu'avec les enveloppes de graines, il faut consommer environ trois fois plus de psyllium.

Il faut également distinguer les différents degrés de mouture. Plus le psyllium est fin, plus la surface est étendue, et donc plus l'effet est fort.

Quand vous achetez l'une ou l'autre forme pour vous l'administrer, vous devez vous assurer que la plupart des fournisseurs proposent une pureté d'environ 95-98%, ce qui signifie que 2-5% d'éléments étrangers peuvent être contenus. Parfois il s'agit de sable. C'est pourquoi il n'est pas conseillé de mâcher le psyllium. A part cela, la plupart de ces éléments étrangers seront globalement inoffensifs et normaux dans un produit bio. A cette occasion, il est important de rappeler que seuls du psyllium bio et des enveloppes de graines de psyllium bio sont utilisées.

Quelles alternatives au psyllium ?

Si vous considérez le psyllium comme simplement une fibre, vous pouvez vous dire qu'il existe des alternatives, comme le son de blé, qui est utilisé depuis des générations. Il existe en effet beaucoup de substances naturelles, qui sont utilisées, en tant que fibres, pour stimuler la digestion.

La raison principale de favoriser le psyllium est le très bon bilan énergétique de cette graine. 100g de psyllium ne contiennent que 21 calories, alors que le son de blé contient 300 calories dans 100g. C'est presque 15 fois plus. Le bran est composé à 40% de glucides, ce qui est problématique dans le cadre d'un régime, alors que les graines de psyllium contiennent moins de 2%.

Le régime à base de graines de psyllium

Le « régime à base de graines de psyllium » ne devrait pas être vu comme une alternative à un autre régime comme le régime hcg, le régime paléo, le régime DASH, le régime Atkins ou Weight Watchers. Cela ne veut pas dire que le régime à base de graines de psyllium est moins efficace. C'est plutôt un « régime » qui n'a pas besoin d'être limité à une phase particulière de la vie. Il peut être utilisé toute la vie pour améliorer le bien-être, et comme complément à tout autre régime.

Je peux concevoir que ces lignes vous paraissent effrayantes. Un régime pour la vie ? Vous commencez à paniquer ? En fait, le « régime à base de graines de psyllium » est si doux qu'il n'aura guère d'impact négatif sur votre mode de vie. Il peut être suivi facilement, d'une façon plus ou moins rigoureuse – selon l'objectif recherché – au sein de votre routine quotidienne. D'un autre côté, vous pouvez arrêter d'en consommer à n'importe quel moment, sans subir l'effet dit yo-yo. Dans les faits, la majorité des gens ne souhaitent pas arrêter d'en consommer parce qu'ils se sont aperçus que cela ne nécessitait aucun effort, et améliorait leur bien-être de façon significative.

Le régime à base de graines de psyllium consiste en quatre éléments qui peuvent être conjugués avec profit, selon vos besoins et vos objectifs. Ces éléments sont :

- Les enveloppes de graines de psyllium (graines de psyllium)
- L'ajustement de l'alimentation
- L'apport en substances vitales
- L'exercice

Examinons dans le détail chacun de ces éléments :

Les enveloppes de graines de psyllium (graines de psyllium)

Les raisons de consommer des enveloppes de graines de psyllium ont déjà été démontrées. Idéalement, vous devez mélanger des enveloppes de graines de psyllium avec 2-3 dl d'eau ou de jus, et boire le mélange une demi-heure avant le repas principal.

Les études ont montré qu'il faut environ 20 minutes pour que la sensation abdominale de satiété atteigne le cerveau. Par conséquent, si l'estomac est rempli en partie d'enveloppes de graines de psyllium une demi-heure avant d'avaler un vrai repas, de plus petites portions seront servies. De plus, les graines de psyllium feront que moins de graisses et de glucides seront absorbés par le corps.

L'ajustement de l'alimentation

Qui veut perdre du poids se trouve devant une équation simple qui se réalise dans notre vie quotidienne. Qui veut perdre du poids doit, soit brûler plus de calories, soit réduire l'apport de calories. Idéalement, les deux aspects doivent être pris en compte.

1. La première étape est de fournir au corps moins de carburant. Il est donc important d'éviter tout accompagnement qui contient beaucoup de glucides, comme le pain, les pâtes, le riz, les pommes de terre et tout type de sucreries. Cela aura également un effet positif sur votre poids. Le corps ne perdra de la graisse que si vous ne lui fournissez pas de glucides, car il s'agit de carburant facile à utiliser, et il sera brûlé avant la graisse. De plus, les

glucides non utilisés sont stockés dans le corps.

2. Comme deuxième mesure, vous devriez éviter la graisse autant que possible. Les plats gras, le poisson gras (saumon, maquereau...) et bien sûr la crème, le beurre, l'huile, etc. doivent aussi être évités. Tout type de graisse et d'huile constitue du carburant pur, qui est stocké dans le corps pour les temps difficiles s'il n'est pas utilisé immédiatement.

3. Consommez des aliments qui stimulent le métabolisme. Dan Hild a décrit certains aliments dans son livre. Je préfère pour ma part une combinaison de « café vert », comme je l'ai décrit dans mon livre «Green Coffee - A weight loss guarantee?: How you can lose weight quickly and easily with green coffee» [NDLT Le café vert – garantie d'une perte de poids ?:Comment perdre du poids rapidement et facilement avec le

café vert ?] De plus, j'utilise du citron fraîchement pressé, du piment et du gingembre pour assaisonner mes plats. Il y a de nombreuses possibilités intéressantes, et naturelles, pour encourager le corps à brûler autant de calories que possible. De plus, il est logique de réduire la quantité de calories. Un adulte consomme environ 1500-2000 calories par jour. Si vous voulez perdre du poids, alors réduisez l'apport calorique. En remplissant votre estomac de graines de psyllium gonflées, vous aurez moins d'appétit. Essayez de le percevoir consciemment, et de réduire vos portions en conséquence.

Evitez toute forme de « grignotage ». Chaque repas doit être suivi de quatre heures sans ingestion de nourriture, pour s'assurer d'une digestion saine et correcte.

Attention au glutamate

Une substance industrielle de qualité spéciale qui fait prendre du poids est le glutamate, qui est un ingrédient standard dans de nombreux plats préparés, ainsi que de nombreux condiments industriels. Cela s'explique par le fait avéré que le glutamate stimule l'appétit, ce qui fait consommer plus d'un certain produit que ce qui est convenable. Il est conseillé d'éviter tout produit qui contient du glutamate.

Apport en substances vitales

Un apport correct en substances vitales comme les vitamines, les oligo-éléments, les minéraux et les composés végétaux secondaires est crucial pour tout type de régime qui vise une perte de poids. Il y a deux raisons à cela, qui sont fortement liées entre elles.

Affamement

Le corps a besoin d'une variété de nutriments et de carburants. Si le corps manque de l'un d'eux, une faim vorace va souvent faire son apparition. Parfois les envies de nourriture ne sont pas spécifiques, mais à l'occasion, elles sont portées sur le manque d'un nutriment ou d'un carburant spécifique. Ce que toutes les envies de nourriture ont en commun, c'est qu'elles déconnectent plus ou moins notre cerveau, ainsi que notre capacité à choisir de façon consciente. Par conséquent, elles s'opposent à toute forme d'effort diététique. Bien entendu, cet « état d'urgence » est totalement compréhensible. Quand notre corps perçoit qu'il manque d'une substance dont il a besoin pour fonctionner correctement, il est logique qu'il nous le montre. C'est plutôt le signe que nous sommes déconnectés de nos véritables besoins corporels quand nous ne comprenons plus les signaux envoyés par notre corps, et que nous ne lui fournissons pas ce dont il a besoin pour bien fonctionner. Une attention basique, solide n'est pas seulement importante pour qu'un régime fonctionne à long-terme. Des déficits à long-terme peuvent également conduire à d'importants problèmes de santé.

Quelques types d'envies fréquentes sont montrés ici :

Le magnésium

Si quelqu'un ressent une forte envie de chocolat, cela peut indiquer que cette personne manque de magnésium. Le cacao, composant de base du chocolat, est extrêmement riche en magnésium.

Par conséquent, il est possible que notre corps ne veuille pas véritablement le chocolat en lui-même, mais qu'il ait besoin du magnésium du cacao. Quand on sait que les experts estiment que 2 personnes sur 3 dans notre culture souffrent d'un déficit important en magnésium, il paraît logique de faire tester son taux de magnésium. Aujourd'hui, même les experts les plus conservateurs conseillent de suppléer notre apport quotidien en magnésium par un apport supplémentaire de 300-500mg.

Les omégas 3

Les envies de nourriture sont souvent la conséquence d'une dépression. L'expression familière pour désigner cet état d'esprit est trouver refuge dans la nourriture. Les dépressions et les changements d'humeurs mènent souvent à des envies de nourriture.

Dans de nombreux cas, les dépressions, mais aussi les sautes d'humeur, comme celles engendrées par le syndrome prémenstruel, peuvent être traitées par un bon apport en acides gras oméga 3. Cette méthode a un double bénéfice : d'abord, elle améliore l'humeur, et ensuite, les envies de nourriture non-nécessaires diminuent.

Les fluctuations du glucose sanguin

Les fluctuations du glucose sanguin mènent souvent à une forte envie de nourriture, souvent couplée à une envie de glucides. C'est la double peine, car une consommation excessive de glucides fait rater n'importe quel régime. Si les enveloppes de graines de psyllium ne suffisent pas, vous pouvez utiliser en plus de cela des préparations au chrome.

Apport général en substances vitales

Notre corps a besoin de centaines de substances pour fonctionner correctement. Certaines en petites quantités, d'autres en grosses quantités. Chacune joue un rôle important, et pour certaines, leur rôle exact n'est pas vraiment connu. C'est parce qu'il serait simpliste de considérer chaque substance vitale séparément. Il est par exemple bien connu que la vitamine D est importante pour l'utilisation des acides gras oméga 3. Beaucoup d'autres interactions et relations font en ce moment l'objet de recherches. Cependant, il a été prouvé qu'un apport insuffisant en de nombreuses substances vitales peut être une cause majeure de surpoids. Si l'apport en substances vitales ne peut pas être complètement assuré par l'alimentation, il est conseillé de consommer des vitamines de haute qualité, des oligo-éléments et des minéraux extraits d'ingrédients bio naturels.

L'exercice

La plupart des gens en surpoids ont une relation très lointaine à toute forme d'exercice, et si vous leur suggérez de « juste » courir une demi-heure par jour, il y a peu de chances que vous trouviez leur sympathie.

Dans les faits, tout type de mouvement consomme de l'énergie. Chaque calorie brûlée en plus est un petit succès. En fait, je conseille aux gens de bouger de n'importe quelle manière une demi-heure par jour, ou deux fois par jour, autant que possible pour la personne. Pour quelqu'un qui n'a jamais fait d'exercice, aller se promener dehors tous les jours est déjà un progrès... Il est important de commencer par des exercices simples, et d'accentuer l'effort de temps en temps.

Un autre aspect important du sport est que chaque mouvement conduit à une augmentation de la masse musculaire (ou à la prévention de la dégradation musculaire). Le tissu musculaire comporte le gros avantage de brûler des calories même au repos. Pour simplifier, on pourrait dire qu'un sportif avec une masse musculaire élevée brûlera plus de calories en dormant, que quelqu'un de normal, sans cette masse musculaire, au réveil. Par conséquent, cela vaut le coup d'investir un peu de temps pour développer cette masse musculaire, même s'il ne s'agit que de marcher, ce qui a bien évidemment moins d'impact qu'un véritable exercice sportif.

Le régime à base de graines de psyllium et les autres régimes

Le régime au psyllium peut aisément être combiné à d'autres régimes. Toutes ses composantes (le psyllium, l'ajustement de la nutrition, l'apport en substances vitales, l'exercice) peuvent être, seules ou à plusieurs, intégrées à d'autres régimes raisonnables, et viendront favoriser l'autre régime selon leur effet respectif.

Au quotidien

Comment mentionné ci-dessus, beaucoup de gens qui ont essayé le « régime au psyllium », l'ont en fait utilisé plus longtemps que la durée du véritable traitement. Il y a deux raisons pour cela ; les quatre dimensions mentionnées sont très flexibles, et utiles au quotidien. Elles sont ici simplement reformulées :

- Des enveloppes de graines de psyllium ou du psyllium avant les repas
- Une alimentation ajustée
- Un apport ajusté en substances vitales et en carburants
- ½ heure d'exercice par jour (le niveau d'intensité dépend du corps)

Les raisons pour lesquelles tant de gens utilisent ce régime au quotidien sont aussi simples qu'évidentes : une bonne digestion et un transit intestinal normal, un meilleur système immunitaire, et plus de bien-être.

Je serai satisfait si je vous ai rendu un peu curieux avec ce livre, et si vous voulez essayer le « régime au psyllium » vous-même. Il est simple, bon marché, et peut être facilement intégré à votre routine quotidienne.

Bonne chance !

Peter Carl Simons